essentials

Springer Essentials sind innovative Bücher, die das Wissen von Springer DE in kompaktester Form anhand kleiner, komprimierter Wissensbausteine zur Darstellung bringen. Damit sind sie besonders für die Nutzung auf modernen Tablet-PCs und eBook-Readern geeignet. In der Reihe erscheinen sowohl Originalarbeiten wie auch aktualisierte und hinsichtlich der Textmenge genauestens konzentrierte Bearbeitungen von Texten, die in maßgeblichen, allerdings auch wesentlich umfangreicheren Werken des Springer Verlags an anderer Stelle erscheinen. Die Leser bekommen „self-contained knowledge" in destillierter Form: Die Essenz dessen, worauf es als „State-of-the-Art" in der Praxis und/oder aktueller Fachdiskussion ankommt.

Albert Scherr

Diskriminierung und soziale Ungleichheiten

Erfordernisse und Perspektiven einer ungleichheitsanalytischen Fundierung von Diskriminierungsforschung und Antidiskriminierungsstrategien

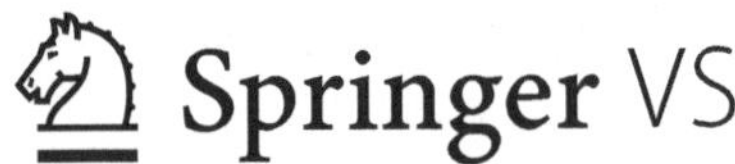

Prof. Dr. Albert Scherr
Institut für Soziologie
Pädagogische Hochschule Freiburg
Freiburg
Deutschland

Dieser Beitrag ist Teil des Buchs „Diskriminierung. Grundlagen und Forschungsergebnisse", herausgegeben von Ulrike Hormel und Albert Scherr.

ISSN 2197-6708   ISSN 2197-6716 (electronic)
ISBN 978-3-658-04715-3   ISBN 978-3-658-04716-0 (eBook)
DOI 10.1007/978-3-658-04716-0

Die Deutsche Nationalbibliothek verzeichnet diese Publikation in der Deutschen Nationalbibliografie; detaillierte bibliografische Daten sind im Internet über http://dnb.d-nb.de abrufbar.

Springer VS

Gedruckt auf säurefreiem und chlorfrei gebleichtem Papier

Springer VS ist eine Marke von Springer DE. Springer DE ist Teil der Fachverlagsgruppe Springer Science+Business Media
www.springer-vs.de

Vorwort

Dass jede Form von Diskriminierung „etwa nach Rasse, Hautfarbe, Geschlecht, Sprache, Religion, politischer oder sonstiger Anschauung, nationaler oder sozialer Herkunft, Vermögen, Geburt oder sonstigem Stand" unzulässig sein soll, ist ein zentraler Grundsatz der Allgemeinen Erklärung der Menschenrechte (AEDM, § 2). Denn die Menschenrechte werden als grundlegende Rechte verstanden, die jedem voraussetzungslos und ohne Einschränkungen zukommen sollen. Obwohl dieser Grundsatz, jedenfalls in den Gesellschaften, die sich auf die Menschenrechte als Wertegrundlage beziehen, unstrittig ist, muss festgestellt werden, dass Diskriminierung gleichwohl stattfindet. Dies betrifft nicht nur die direkte Diskriminierung im Alltag durch herabsetzende Äußerungen und benachteiligende Handlungen. Hinzu kommen Benachteiligungen sozialer Gruppen in unterschiedlichen gesellschaftlichen Bereichen (etwa: schulische Bildung, Erwerbsarbeit, Wohnungsmarkt), die eine Folge gesellschaftlicher Strukturen und institutioneller Praktiken sind.

In Reaktion auf die Diskrepanz zwischen dem menschenrechtlichen Diskriminierungsverbot und der faktisch stattfindenden Diskriminierung sind inzwischen in der EU-europäischen sowie der nationalen deutschen Rechtssprechung Gesetze verabschiedet sowie Institutionen wie die Agentur der Europäischen Union für Grundrechte und die Antidiskriminierungsstelle des Bundes etabliert worden. Diese sollen eine effektive Umsetzung des Anti-Diskriminierungsgrundsatzes gewährleisten und auch Ausprägungen von Diskriminierung berücksichtigen, die in der AEDM noch nicht berücksichtigt waren, so beispielsweise Diskriminierung aufgrund der sexuellen Orientierung und aufgrund von Behinderungen.

Dabei ist unstrittig, dass Diskriminierung nicht zureichend verstanden und angemessen bekämpft werden kann, wenn allein Stereotype, Vorurteile und diskriminierende Handlungen in den Blick genommen werden, die Personen oder Institutionen zugerechnet werden können. Denn die sozialwissenschaftliche Forschung hat nachgewiesen, dass Diskriminierung vielfach eine indirekte Folge von historisch gewordenen Ungleichheiten zwischen sozialen Gruppen ist sowie auch durch institutionelle Festlegungen und Praktiken geschieht, denen keine diskriminierende Absicht zu Grunde liegt.

Deshalb sind sozialwissenschaftliche Theorien und Forschungsergebnisse, die Diskriminierung umfassender als die sozialpsychologische Vorurteilsforschung in den Blick nehmen, von erheblicher gesellschaftspolitischer Bedeutung. Im vorliegenden Text wird diesbezüglich insbesondere die Verschränkung von Diskriminierung mit den sozialen Ungleichheitsverhältnissen in den Blick gerückt.

Die vorliegende Veröffentlichung stellt die aktualisierte Fassung eines Beitrages dar, der zuerst in dem von Ulrike Hormel und Albert Scherr herausgegebenen Band ‚Diskriminierung. Grundlagen und Forschungsergebnisse' (Wiesbaden 2010) erschienen ist.

Inhaltsverzeichnis

Einleitung

1

Sozialphilosophische, sozialwissenschaftliche und politische Auseinandersetzungen mit sozialer Ungleichheit und Diskriminierung haben einen gemeinsamen Bezugspunkt in der Thematisierung eines moderne Gesellschaften kennzeichnenden Widerspruchs: Zwischen ihrem Selbstverständnis als Gesellschaften freier und gleicher Individuen und der Realität ungleicher Lebensbedingungen und Lebenschancen besteht eine offenkundige Diskrepanz. Trotz dieses gemeinsamen Bezugspunktes ist die folgenreiche Aufspaltung in einen Ungleichheitsdiskurs, in dessen Zentrum sozioökonomische Ungleichheiten zwischen Klassen, Schichten und Milieus stehen einerseits und einen Antidiskriminierungsdiskurs, der Benachteiligungen aufgrund zugeschriebener Gruppenmerkmale akzentuiert andererseits bislang noch nicht überwunden.

Diese Aufspaltung ist sozialhistorisch bedingt: Bezugsproblematik und historischer Ausgangspunkt sozialwissenschaftlicher Thematisierungen sozialer Ungleichheiten war die sog. soziale Frage der kapitalistischen Marktökonomien, die Analysen der sozioökonomischen Ungleichheiten zwischen sozialen Klassen, Schichten und Milieus sowie ihrer direkten und indirekten Auswirkungen auf die Lebensbedingungen und Lebenschancen von Individuen und Familien veranlasste (vgl. dazu Kreckel 2006, S. 7). Bezugsproblematik von Antidiskriminierungsbewegungen und -diskursen waren und sind dagegen gerade solche Formen von Benachteiligung, die in den Ungleichheitstheorien des 18. und 19. Jahrhunderts und den sozialpolitischen Auseinandersetzungen mit der sog. sozialen Frage bis Mitte des 20. Jahrhunderts verdrängt, vernachlässigt oder als nachrangig betrachtet wurden.[1] Zwar waren Antisemitismus, Sklaverei und Rassismus sowie die Frage

---

[1] In instruktiver Weise hat Buck-Morss (2005) aufgezeigt, wie die Hegel'sche Sozialphilosophie eine systematische Thematisierung der Sklaverei und der Sklavenaufstände umgeht; eine theoriegeschichtliche Aufarbeitung solcher De-Thematisierungen in der sozialwissenschaftlichen Ungleichheitsforschung steht meines Wissens bislang aus.

A. Scherr, *Diskriminierung und soziale Ungleichheiten*, essentials,
DOI 10.1007/978-3-658-04716-0_1, © Springer Fachmedien Wiesbaden 2014

der Frauenrechte auch schon im 18. und 19. Jahrhundert Gegenstand von Auseinandersetzungen. Die Anerkennung von Rassismus, Antisemitismus und geschlechtsbezogener Benachteiligung als eigenständig bedeutsame, gesellschaftlich verursachte und inakzeptable Sachverhalte setzte sich jedoch erst vor dem Hintergrund der historischen Erfahrung des Holocaust sowie in Reaktion auf die sozialen Bewegungen, insbesondere die Bürgerrechts- und Antirassismusbewegungen und die Frauenbewegungen in der zweiten Hälfte des 20. Jahrhunderts, durch.[2]

Mit diesen knappen Hinweisen auf die sozialhistorischen Entstehungsbedingungen ist aber die Frage nicht beantwortet, ob es auch gegenwärtig noch gute Gründe dafür gibt, die Ausdifferenzierung in sozialwissenschaftliche Ungleichheitsforschung und Sozialpolitik einerseits, Diskriminierungsforschung und Antidiskriminierungspolitik andererseits fortzuführen.

Die folgenden Überlegungen zielen diesbezüglich darauf aufzuzeigen, dass sozioökonomische Ungleichheiten und diskriminierende Unterscheidungen vielfach miteinander verknüpft sind und es folglich erforderlich ist, den wechselseitigen Verschränkungen konsequent Rechnung zu tragen. D. h.: Weder sozioökonomische Ungleichheiten, noch Formen der Diskriminierung können zureichend verstanden werden, wenn sie als voneinander unabhängige Phänomene betrachtet werden. Daraus folgt aber nicht, dass die Unterscheidung beider Aspekte hinfällig ist. Denn es handelt sich um nicht aufeinander reduzierbare Formen sozialer Privilegierung und Benachteiligung. Im Sinne eines „perspektivischen Dualismus" (vgl. Fraser 2003, S. 88; Kreckel 1992, S. 270 ff.; Ransford 2000, S. 412 ff.) ist es folglich plausibel davon auszugehen, dass es sich um zwei zu unterscheidende, aber nicht voneinander unabhängige Formen gesellschaftlicher Hierarchiebildung handelt, die weitreichende Auswirkungen auf Lebensbedingungen und Lebenschancen haben; sie sind insbesondere für den Zugang zu materiellen Ressourcen, Macht, sozialer Wertschätzung sowie zu Bildung und beruflichen Karrieren bedeutsam.

---

[2] Fraser (2004) argumentiert in Hinblick auf die Geschlechterdifferenz, dass sich die feministische Geschlechterforschung zunächst in einem engen Bezug auf Theorien sozioökonomischer Ungleichheit entwickelt habe, „die Verschiebung von einem quasi-marxistischen, arbeitszentrierten Verständnis zu einer auf Identität und Kultur beruhenden Konzeption" (ebd.: S. 454) sei dann in Zusammenhang mit der Krise der Neuen Linken und einer Veränderung der Topoi feministischer Politik erfolgt.

Analytisches Grundmodell

Sozioökonomische Position von Klassen und Schichten	materiellen Ressourcen
	Macht
Ungleicher Zugang zu	sozialer Wertschätzung
Diskriminierende Unter- scheidungen auf der Grundlage von Personen- kategorien und Gruppen- klassifikationen	Bildung
	Beruflichen Karrieren

Die Unterscheidung der Ungleichheiten zwischen sozialen Klassen und Schichten von den im gegenwärtigen Antidiskriminierungsdiskurs thematischen Benachteiligungen „aus Gründen der Rasse oder wegen der ethnischen Herkunft, des Geschlechts, der Religion oder Weltanschauung, einer Behinderung, des Alters oder der sexuellen Identität" (Allgemeines Gleichbehandlungsgesetz/AGG, § 1) ist so betrachtet zwar wissenschaftlich, politisch und rechtlich nicht umfassend aufhebbar.[3] Wie im Weiteren zu zeigen sein wird, ist jedoch eine ungleichheitstheoretische Rückbindung der Bestimmung diskriminierungsrelevanter Merkmale sowie der Ursachen, Formen und Folgen von Diskriminierungen erforderlich. Denn Diskriminierungen können ohne eine Analyse ihrer Verschränkung mit den Strukturen sozialer Ungleichheit weder angemessen analysiert, noch politisch und rechtlich angegangen werden.[4]

---

[3] Es wird also nicht – wie etwa bei Bader (1995) – davon ausgegangen, dass Diskriminierungen zureichend als ein Sonderfall der Mechanismen betrachtet werden können, durch die soziale Ungleichheiten hergestellt und reproduziert werden.

[4] Entsprechend ist zugleich eine diskriminierungstheoretische Erweiterung der Theorie und Empirie sozialer Ungleichheit erforderlich (vgl. dazu Weiß 2001 sowie Scherr 2008).

Diskriminierung als Kategorie der Ungleichheitsforschung

2

Gegenstand sozialwissenschaftlicher Ungleichheitsforschung sind die Ursachen, Ausprägungen und die Folgen der Ungleichverteilung von materiellem Wohlstand, Macht, Prestige und Bildung sowie deren direkte und indirekte Auswirkungen auf vielfältige weitere Aspekte der Lebenssituation und der Lebensführung (etwa Sozialisationsbedingungen, Bildungsstrategien, Heiratschancen, Kriminalisierung, Gesundheitsgefährdung) (vgl. dazu u. a. Hradil 1983; Kreckel 2004; Ritsert 2008; Huinink und Schröder 2008). Eine weitgehende Übereinstimmung der heterogenen Ungleichheitstheorien kann in der Annahme gesehen werden, dass moderne Gesellschaften durch eine gesellschaftsstrukturelle, insbesondere ökonomisch bedingte Ungleichheitsordnung gekennzeichnet sind, in der Klassen bzw. Schichten bzw. soziale Milieus bzw. Lebenslagen durch für sie jeweils typische Privilegierungen oder Benachteiligungen unterschieden werden können. Angenommen wird in den klassischen Klassen- und Schichtungstheorien der Ungleichheitsforschung dabei – und hierfür lassen sich auch gegenwärtig noch vielfältige empirische Belege finden[1] –, dass materieller Wohlstand, Bildung, Macht und Prestige eng miteinander verschränkt sind: Sozioökonomische Privilegierung geht demnach typischerweise mit höherer Bildung, mit gesteigerten Möglichkeiten der Machtausübung sowie mit positiven Chancen der sozialen Wertschätzung einher. In der einflussreichen

Weiterentwicklung soziologischer Ungleichheitstheorien, wie sie mit Pierre Bourdieus Theorie des sozialen Raums vorliegt (vgl. Bourdieu 1983, 1984 und 1985), wird demgegenüber zwar akzentuiert, dass ökonomische, kulturelle und soziale Ressourcen keineswegs notwendig miteinander verbunden sind: Hohe Bildung führt nicht direkt zu hohem Einkommen und Vermögen, und auch ohne akademische Bildung kann man reich werden.

---

[1] Dies ist insbesondere in der Kritik der sog. Individualisierungsthese wiederkehrend geltend gemacht worden (vgl. dazu bereits Bertram 1991).

A. Scherr, *Diskriminierung und soziale Ungleichheiten*, essentials,
DOI 10.1007/978-3-658-04716-0_2, © Springer Fachmedien Wiesbaden 2014

Entsprechend werden bei Bourdieu diejenigen sozialen Gruppen, deren gesellschaftliche Position zentral auf der Verfügung über ökonomisches Kapital (Einkommen, Vermögen) beruht, von denjenigen unterschieden, deren Position sich zentral von ihrer Verfügung über Bildung und ihrem Zugang zur Hochkultur ableitet. Zudem wird angenommen, dass die unterschiedenen Kapitalsorten eine eigenständige Bedeutung für ungleiche Lebenslagen sowie für unterschiedliche Lebensstile haben. Aber auch bei Bourdieu wird noch davon ausgegangen, dass Positionen im Gefüge der sozialen Ungleichheiten zentral durch die Verfügung über Vermögen, Einkommen und Bildung bestimmt sind und soziale Anerkennung wesentlich vom verfügbaren Kapitalvolumen abhängig ist.

Soziale Privilegierungen und Benachteiligungen treten in der Perspektive der soziologischen Ungleichheitsforschung so betrachtet zentral als sozioökonomisch bedingte, in der Struktur der Eigentumsverhältnisse, der beruflichen Hierarchien und der Untergliederung in Erwerbstätige und Erwerbslose verankerte Ungleichheiten in den Blick, die durch politische Machtverhältnisse abgesichert werden und die weit reichende direkte und indirekte Folgen für die Lebensbedingungen und Lebenschancen haben. Als Mechanismen, die den Zugang zu sozialen Positionen regulieren, werden entsprechend vor allem die familiale Vererbung von Besitz, die herkunftsabhängig ungleichen Chancen des Erwerbs schulischer und beruflicher Qualifikationen sowie die direkte (Kooption) und indirekte Bedeutung von Klassenlage und Lebensstil für den Zugang zu privilegierten Positionen in wirtschaftlichen und politischen Hierarchien analysiert.

Als Diskriminierung wurden und werden im Rahmen der Ungleichheitsforschung auf dieser Grundlage ergänzend solche Formen der Benachteiligung thematisiert, die sich nicht zureichend als Bestandteil oder Effekt von Klassenlage, Schicht- und Milieuzuordnung bestimmen und erklären lassen. In den Blick genommen werden dabei vor allem Benachteiligungen, die sich auf sog. zugeschriebene Merkmale, d. h. durch eigene Leistung nicht erwerbbare bzw. veränderbare „soziale oder physische Attribute (Hautfarbe, Alter, Geschlecht, usw.)" (Parkin 1983, S. 126) beziehen.[2] Rassistische und ethnisierende sowie alters- und geschlechtsbezogene Diskriminierung wird in der Ungleichheitsforschung damit

---

[2] Parkin (1983, S. 126) hat eine instruktive Kritik der Unterscheidung zwischen askriptiven und erworbenen Merkmalen formuliert und vorgeschlagen, diese durch die Unterscheidung von individualistischen und kollektivistischen Ausschlussregeln zu ersetzen. Dabei wendet er sich zugleich gegen das Postulat, dass ein Übergang von einem Typus sozialer Selektion, der auf askriptiven Merkmalen beruht, zu einem, der auf erworbenen Merkmalen beruht, eindeutig als „moralischer Fortschritt" zu bewerten sei: „Was dabei verschleiert wird, ist die Tatsache, dass dieser Übergang in Wirklichkeit einen Wechsel der Kriterien darstellt, die zur Diskriminierung verwendet werden." (ebd.)

zwar als ein eigenständiger Modus der Herstellung sozialer Benachteiligungen thematisch; ihnen wird in der Regel[3] jedoch ein nachrangiger Stellenwert gegenüber der Ungleichheitsreproduktion auf der Grundlage von Klassen-, Schichten- und Milieuunterschieden zugewiesen. Sie gelten gewöhnlich als „Randbedingungen der Sozialstrukturanalyse" (Kreckel 1991, S. 375).[4]

Selbst in der an Pierre Bourdieu anschließenden kulturtheoretisch fundierten Ungleichheitsforschung, die nicht nur sozioökonomische Ungleichheiten, sondern auch „Trennlinien der Distinktion und der Respektabilität" in den Blick nimmt (Vester et al. 2001, S. 26 ff.), finden ethnisierende und rassialisierende Grenzziehungen keine systematische Berücksichtigung (vgl. aber Lamont 2000[5]). Grundlage dessen ist ein – seitens der Geschlechter- und Rassismusforschung inzwischen wiederkehrend kritisiertes (vgl. etwa Weiß et al. 2001, S. 12 ff.; Degele 2004) – Gesellschaftsverständnis, das als Normalfall von Ungleichheiten zwischen sozialen Gruppen ausgeht, die sich aus physisch und psychisch gesunden, strafrechtlich unbescholtenen männlichen Staatsangehörigen und ihren Familienangehörigen zusammensetzen. Entsprechend wird noch bei Reinhard Kreckel (2004, S. 17) – und damit einem Autor, der zentral für eine Erweiterung und Öffnung der Ungleichheitsforschung steht[6] – formuliert, dass „die Frage der sozialen Ungleichheit heute nicht mehr ausschließlich als Klassen- oder Schichtungsungleichheit – also als vertikale Ungleichheit – aufgefasst werden kann". Soziale Ungleichheit liege „immer dann vor, wenn bestimmte soziale Differenzierungen es mit sich bringen, dass einzelne Individuen oder Gruppen in dauerhafter Weise begünstigt, andere benachteiligt sind. Regelmäßig trifft das für die Mitglieder von unterschiedlichen Klassen und Schichten zu – aber nicht nur für diese: Ebenso sind davon die Angehörigen diskriminierter (oder privilegierter) gesellschaftlicher Teil- und Randgruppen betroffen, in unserer Gesellschaft z. B. Frauen, Ausländer, Farbige, Bewohner rückständiger Wohngebiete" (ebd.).

---

[3] Anders verhält sich dies jedoch in Charles Tillys Theorie dauerhafter Ungleichheiten (Tilly 1999). Auf diese wird im Weiteren noch zurückzukommen sein.

[4] Die Bedeutung von sozioökonomischem Status und ethnisierender Diskriminierung wird in der neueren Bildungsforschung jedoch durchaus kontrovers diskutiert; vgl. dazu insbesondere Diefenbach (2004), Kristen (2006) und Schofield (2006) sowie den Beitrag von Hormel in diesem Band.

[5] Michèle Lamont (2000) hat eine Analyse von Prozessen sozialer Abgrenzung („boundary work") vorgelegt, in der sie aufzeigt, dass und wie in der Festlegung von Grenzlinien der Respektabilität auf klassenbezogene und auf rassialisierende Aspekte Bezug genommen wird.

[6] In seiner ‚Politischen Soziologie der sozialen Ungleichheit' thematisiert Kreckel (1992, S. 213) explizit die Hintergrundannahmen der klassischen Ungleichheitsforschung, die zu einer systematischen Vernachlässigung der Kategorie Geschlecht führen.

Diskriminierung wird hier – wie in der Ungleichheitsforschung auch ansonsten üblich[7] – nicht nur als eine nachrangige Dimension sozialer Ungleichheit betrachtet, sondern zudem in problematischer Weise nach Maßgabe der davon vermeintlich spezifisch betroffenen Gruppen von klassen- und schichtenspezifischer Benachteiligung unterschieden. Problematisch ist dies schon deshalb, weil diese Unterscheidung offenkundig keineswegs trennscharf ist: Alle diejenigen, die in der Ungleichheitsforschung als „Angehörige" gesellschaftlicher Teil- und Randgruppen benannt werden, sind zugleich immer auch „Mitglieder" sozialer Klassen und Schichten und folglich auch als solche von Privilegierungen und Benachteiligungen betroffen. *Eine Begriffsstrategie, welche die Differenz zwischen Diskriminierungen und sozioökonomischen Ungleichheiten über unterschiedliche Adressatengruppen auszuweisen versucht, ist deshalb nicht tragfähig und sie befähigt nicht dazu, Diskriminierung als eigenständigen – mit der Reproduktion sozioökonomischer Ungleichheiten zwar verknüpften, aber davon auch zu unterscheidenden – Modus der Herstellung gesellschaftlicher Privilegien und Benachteiligungen zu analysieren.*

2.1 Exkurs: Imaginäre Gruppen und Mitgliedschaftskategorien

Kategorien wie Nation, Klasse, Schicht, Geschlecht und Ethnizität werden in politischen und medialen Kontexten, aber immer wieder auch in wissenschaftlichen Texten, in einer Weise gebraucht, die eine Gleichsetzung der kategorialen Unterscheidung mit Kollektiven oder Gruppen nahelegt, denen Individuen angehören. In der Folge wird „die gesellschaftliche Welt als eine Ansammlung in sich geschlossener, homogener [. . .] Gruppen dargestellt" (Brubaker 2007, S. 116). Dagegen ist inzwischen mit unterschiedlicher Akzentuierung (vgl. Bourdieu 1985; Luhmann 1995; Brubaker 2007) eingewandt worden, dass es sich nicht um Kategorien handelt, denen „Dinge-in-der-Welt, [. . .] reale, substantielle Entitäten mit eigener Kultur, Identität und eigenen Interessen" (Brubaker 2007, S. 116) entsprechen (vgl. Scherr 2000; Hormel und Scherr 2003). Denn durch sozialwissenschaftliche Beobachter

---

[7] So wird etwa auch in einem aktuellen Lehrbuch der Ungleichheitsforschung (Huinink und Schröder 2008, S. 136) formuliert: „In sozialen Beziehungen erleben wir die Ungleichbehandlung von Mitgliedern bestimmter Bevölkerungsgruppen aufgrund von Vorurteilen, Stigmatisierungen und Diskriminierungen. [. . .] Wir kommen auf diesen Sachverhalt zurück, wenn wir uns mit den Ursachen und Determinanten sozialer Ungleichheit beschäftigen. Allgemein verweist er auf gesellschaftliche Randgruppen."

kategorial unterschiedene Einheiten sind nicht identisch mit sozialen Gruppen, die über einen gemeinsamen Erfahrungszusammenhang verfügen und auch nicht identisch mit Groß"gruppen", für die die Vorstellung gemeinsamer Eigenschaften der Zugehörigen konstitutiv ist.

Bereits Georg Simmel (1908/1968, S. 305 ff.) hat argumentiert, dass für moderne Gesellschaften eine Vervielfältigung der „sozialen Kreise" kennzeichnendist, in denen sich Individuen bewegen. Als Kennzeichen moderner Gesellschaften wird also angenommen, dass Individuen in ihrer Lebensführung und ihrem Selbstverständnis nicht mehr nur auf einen singulären und abgeschlossenen sozialen Kontext bezogen sind. Zudem handelt es sich bei Nationen, Klassen, Schichten oder Ethnien nicht um Realgruppen, d. h. um soziale Kommunikations- und Interaktionszusammenhänge, an denen eine begrenzte Zahl von Personen teilnimmt und in denen sich auf dieser Grundlage ggf. geteilte Sichtweisen, Werte und Normen sowie ein Zusammengehörigkeitsgefühl entwickeln. In einer sozialkonstruktivistischen Perspektive ist es folglich unhintergehbar, die sozialen Prozesse zu analysieren, mit denen Vorstellungen über Nationen, Klassen, Altersgruppen, Rassen, Ethnien und Geschlechter als vermeintlich unabhängig von sozialen Klassifikationsprozessen existierende, klar abgrenzbare und in sich homogene Kollektive hervorgebracht und bedeutsam werden.

Dafür ist es unverzichtbar, zwischen diskursiven Konstruktionen von „abstrakten Gruppen" (Simmel 1908/1968, S. 3355) bzw. „imaginären Gemeinschaften" (Anderson 1996) und sozialen Praktiken, in denen Mitgliedschaftskategorien[8] verwendet werden einerseits, lebensweltlichen Gruppenzugehörigkeiten und sozialen Netzwerken andererseits zu unterscheiden. Zu untersuchen sind die Verwendung von Gemeinschaftskonstruktionen und Mitgliedschaftskategorien als gesellschaftlich folgenreiche Klassifikationen sowie die darauf bezogenen Prozessen der Formierung kollektiver Identitäten. In einer solchen Perspektive sind Klassenbildung, Nationenbildung, Ethnisierung, Rassialisierung und Vergeschlechtlichung als soziale Prozesse zu analysieren, die diejenigen Unterschiede erst hervorbringen und relevant werden lassen, die sie als immer schon gegebene und bedeutsame behaupten (vgl. Brubaker 2007, S. 116 ff.; Scherr 1999).

---

[8] Bei Harvey Sacks (1992, S. 41 ff.) wird deutlich zwischen „categorial membership" und Gruppenmitgliedschaft unterschieden; sein Konzept des „Membership Categorization Device" zielt darauf, den Gebrauch von Mitgliedschaftskategorien als einen zentralen Mechanismus der alltäglichen Hervorbringung sozialer Ordnung zu analysieren.

Konturen eines ungleichheits- und differenzierungstheoretisch fundierten Diskriminierungsbegriffs

3

Für das Selbstverständnis moderner Gesellschaften ist der Anspruch konstitutiv, dass prinzipiell alle Gesellschaftsangehörigen als Gleichberechtigte um Positionen im sozialen Gefüge konkurrieren können und dass allein individuelle Leistungsbereitschaft und -fähigkeit eine legitime Grundlage für Privilegien und Benachteiligungen darstellt. Im Unterschied zu einer Ungleichheitsforschung, die auf sozialstrukturelle Faktoren hinweist, welche die Fiktion der Chancengleichheit konterkarieren,[1] akzentuieren neuere Analysen sozialer Grenzziehung (vgl. Lamont und Molnar 2002) die Bedeutung symbolischer und sozialer Grenzen für die Regulierung des Zugangs zu sozialen Zusammenhängen. Für jede Konkurrenz- und Konfliktkonstellation ist dabei – so Claus Offe (1996, S. 274) – nicht nur zwischen Gewinnern und Verlierern in Verteilungskämpfen, sondern zudem zwischen diesen und denjenigen zu unterscheiden, die als „Nicht-Kompetente, Nicht-Teilnahmeberechtigte, ‚Überflüssige'" (Offe 1996, S. 274) gelten und denen entsprechend der Status des gleichberechtigten Teilnehmers verweigert wird.

In Übereinstimmung damit argumentiert Luhmann (1997, S. 618 ff.) im Rahmen seiner differenzierungstheoretisch angelegten Gesellschaftstheorie, dass soziale Systeme (gesellschaftliche Funktionssysteme wie Ökonomie, Politik, Recht sowie Organisationen, Familien und Interaktionen) nicht nur interne Hierarchien ausbilden, sondern mit je eigenen Regelungen von Inklusion und Exklusion operieren, also Teilnahme an spezifische Bedingungen knüpfen und entsprechende Ausschlussmechanismen vorsehen. Er geht darauf bezogen davon aus, dass „Exklusionsgründe und normative Semantiken" in modernen Gesellschaften voneinander „entkoppelt" werden (ebd.: S. 629). D. h.: Ein prinzipieller und umfassender Ausschluss von Personengruppen aus Politik, Recht, Wirtschaft usw. ist im Selbstverständnis der modernen Gesellschaften nicht mehr vorgesehen,

---

[1] Siehe als ungleichheitstheoretische Kritik des meritokratischen Selbstanspruchs Solga 2009

A. Scherr, *Diskriminierung und soziale Ungleichheiten*, essentials,
DOI 10.1007/978-3-658-04716-0_3, © Springer Fachmedien Wiesbaden 2014

sondern „nur" noch solche Teilnahmeregulierungen, die in den jeweiligen funktionalen Erfordernissen der gesellschaftlichen Teilsysteme begründet sind.[2] Die Idee universeller Menschenrechte gewinnt demnach ihre Plausibilität aus einer Gesellschaftsstruktur, deren Grundlage nicht mehr die Unterscheidungen zwischen ungleichen Ständen, sondern funktionssystemspezifische Differenzierungen (Management/Arbeitnehmer; Lehrer/Schüler; Arzt/Patient usw.) sind, die eine übergreifende „Metaregulierung" (ebd: S. 1043) des sozialen Status einer Person außer Kraft setzen (vgl. dazu Giegel 2004, S. 118 ff.).

Ein Spezifikum von Diskriminierungen kann vor diesem Hintergrund in der Ermöglichung, Begründung und Legitimation von solchen Teilnahmeregulierungen und Positionszuweisungen gesehen werden, die über funktionale Erfordernisse und Effekte sowie leistungsbezogene Festlegungen hinausgehen. Der Bezug auf Kriterien wie „Rasse", Ethnizität und Geschlecht ist in der Funktionslogik der gesellschaftlichen Teilsysteme nicht vorgesehen und – systemtheoretisch betrachtet – gerade deshalb skandalisierbar (vgl. dazu Luhmann 1993, S. 574 ff.). Diskriminierung besteht so betrachtet in der Verwendung von Unterscheidungen, die in der Funktionslogik der gesellschaftlichen Teilsysteme nicht vorgesehen sind; dagegen gelten Bevorzugungen und Benachteiligungen dann nicht als Diskriminierung, wenn sie den jeweiligen Leistungskriterien entsprechen. So dürfen z. B. in der Schule diejenigen Schüler bevorzugt werden, die bessere Schulleistungen erbringen, während Unterscheidungen nach Hautfarbe und Geschlecht als unzulässige Diskriminierung gelten.

In einer differenzierungstheoretischen Perspektive ist weiter anzunehmen, dass diskriminierende Unterscheidungen nicht gesellschaftseinheitlich gehandhabt werden, sondern in den gesellschaftlichen Teilsystemen sowie von Organisationen, Gruppen, Familien und in Interaktionen je spezifisch aufgegriffen und verwendet – oder aber neutralisiert werden (vgl. dazu Imdorf 2006; Scherr 2008). Eine Verwendung diskriminierender Unterscheidungen durch Teilsysteme und Organisationen setzt jedoch voraus, dass diese als „externe Referenz" (Luhmann 1993,

---

[2] Degele (2004, S. 375 ff.) argumentiert in „Kritik der Theorie funktionaler Differenzierung", dass „die Funktionslogik öffentlicher Institutionen [. . .] „traditionelle Familienstrukturen" voraussetzt: „Jemand zuhause kümmert sich um die Kinder, Kranken, ist abkömmlich, und das sind faktisch Frauen. Die Institutionen sind demnach nach wie vor auf eine bestimmte Form geschlechtlicher Arbeitsteilung bezogen und darauf angewiesen." Dass dies unter Bedingungen des deutschen Sozialstaatsmodells und der deutschen Familienpolitik bislang der Fall ist, ist nicht zu bestreiten. Das heißt aber nicht, dass eine weitergehende Übernahme traditionell familialer Versorgungsleistungen durch öffentliche Institutionen ausgeschlossen ist und auch nicht, dass diese notwendig auch künftig überwiegend durch Frauen erbracht werden.

S. 580) teilsystemischer Operationen verfügbar sind und damit für die teilsystemische Teilnahmeregulierung und Positionszuweisung eingesetzt werden können. Dies ist z. B. dann der Fall, wenn Betriebe bei Stellenbesetzungen Individuen deshalb benachteiligen, weil sie einer sozialen Gruppe zugerechnet werden, von der angenommen wird, dass ihre Akzeptanz bei Kunden und Betriebsangehörigen als problematisch gilt.

Über teilsystemische Diskriminierung hinausgehende „strukturelle Benachteiligungen" ergeben sich so betrachtet dann, wenn diskriminierende Unterscheidungen „generalisiert", d. h. so verwendet werden, dass sie „sehr unterschiedliche Funktionssysteme transversal durchziehen" (ebd: S. 581).

Im Anschluss an Goffmans klassische Analyse (Goffman 1967) und in Übereinstimmung mit der einschlägigen sozialpsychologischen Forschung (vgl. Aronson et al. 2004)[3] können Diskriminierungen vor diesem Hintergrund als eine Unterscheidungspraxis charakterisiert werden, mit der „die Normalen" von denjenigen unterschieden werden, „die in unerwünschter Weise anders" sind (Goffman 1967, S. 13) und deshalb den Status des gleichberechtigten und gleichwertigen Teilnehmers nicht beanspruchen können.[4] Diskriminierungen sind demnach – im Unterschied zu klassen- und schichtenbezogener Benachteiligung – konstitutiv mit Annahmen verschränkt, die in einem jeweiligen sozialen Kontext Normalität definieren und aus denen Mitgliedschaftsbedingungen und Teilnahmeregulierungen abgeleitet werden.

Damit soll nun keineswegs bestritten sein, dass es auch klassen- und schichtenbezogene Normalitätserwartungen und damit verbundene Teilnahmeregulierungen gibt, wie sie prominent in Pierre Bourdieus Untersuchung der „feinen Unterschiede" (1984) und in daran anschließenden Arbeiten als Grundlage soziokultureller Distinktionsprozesse analysiert worden sind. Und bereits in der älteren Soziologie ist immer wieder vermerkt worden, dass es auch klassenbezogene Formen von Diskriminierung gibt, so in der Form von „Klassenstigmas" (Goffman 1967, S. 13), die sich auf die Armen und die Unterklassen beziehen (vgl. dazu klassisch Simmel 1908/1968, S. 345 ff. sowie Sennett und Cobb 1966). Entsprechend ist inzwischen

---

[3] In einer sozialwissenschaftlichen Perspektive, die über ein Verständnis von Diskriminierungen als Effekt von Stereotypen und Vorurteilen sowie die Untersuchung von deren Entstehung in Gruppenkonflikten hinausgeht (vgl. dazu Hormel und Scherr 2004, S. 23 ff.; Hormel 2007, S. 25 ff.; Scherr 2008) ist jedoch davon auszugehen, dass Diskriminierungen in gesellschaftlich einflussreichen Diskursen und Ideologien sowie in „institutionalisierten kulturellen Wertemustern" (Fraser 2003, S. 71) verankert sind.

[4] Dabei ist zwischen solchen Formen der Diskriminierung zu unterscheiden, die – wie der koloniale Rassismus – gesellschaftseinheitliche Geltung beanspruchen und solchen, deren Reichweite teilsystemisch begrenzt bleibt.

in Analogie zu Rassismus und Sexismus auch von „Klassismus" die Rede (vgl. dazu Leiprecht und Lutz 2009, S. 186).

Ein weiterer, wenn auch nicht trennscharfer Unterschied von Diskriminierung zu klassen- und schichtenbezogener Benachteiligung kann darin gesehen werden, dass Diskriminierungen nicht allein für soziale Positionszuweisungen bedeutsam sind, sondern negative Eigenschaftszuschreibungen umfassen, die nicht klar von den Eigenschaften, welche die persönliche Identität des Individuums definieren, abgrenzbar sind. Diskriminierungen haben folglich Auswirkungen, die über die Zuweisung einer benachteiligten Position in sozioökonomischen Hierarchien und Machthierarchien hinausreichen: Sie implizieren zum einen Identitätszuschreibungen, denen sich Individuen nur schwer entziehen können, zum anderen negative Bewertungen der zugeschriebenen Identität. Dies ist insbesondere dann folgenreich, wenn diskriminierende Einordnungen als Zuweisungen eines Master-Status (vgl. Hughes 1971) wirksam werden, d. h. eines Status, der die soziale Wahrnehmung anderer Aspekte der sozialen und persönlichen Identität überformt.

In der Auseinandersetzung mit Diskriminierungen werden demnach sowohl Fragen der sozialen Verteilungsgerechtigkeit als auch Fragen der Identitätspolitik und der sozialen Anerkennung in je spezifischen Verschränkungen thematisch (vgl. Fraser 2003).

Darauf bezogen ist zwischen *Diskriminierungen auf der Grundlage von Personenkategorien* (vgl. dazu Goffman 1967) und *Diskriminierungen auf der Grundlage von Gruppenkonstruktionen* (vgl. Parkin 1983) zu differenzieren[5]: Im ersten Fall handelt es sich um Klassifikationen und Eigenschaftszuschreibungen, die Individuen als in ihrer Person verankerte Merkmale zugerechnet werden – so etwa im Fall von Behinderung und Alter. Im zweiten Fall wird angenommen, dass diskriminierungsrelevante Eigenschaften aus der Zugehörigkeit zu einer sozialen Gruppe resultieren – so im Fall von Religion und Weltanschauung –, also durch die Aufkündigung der Gruppenzugehörigkeit prinzipiell überwindbar sind. In Bezug auf

---

[5] Zudem sind zumindest drei Formen gruppenbezogener Diskriminierung zu unterscheiden: 1) Diskriminierung im Kontext von Beziehungen und Konflikten zwischen realen Gruppen, die eine begrenzte Zahl von Individuen umfassen, die in einem Interaktions- und Kommunikationszusammenhang stehen; 2) Diskriminierungen im Kontext von Beziehungen zwischen imaginären Gruppen und Gemeinschaften, z. B. national oder ethnisch definierten Kollektiven, deren „Angehörige" nicht in einem realen Interaktions- bzw. Kommunikationszusammenhang stehen, sondern deren Identität auf Fremd- und/oder Selbstzuschreibungen vermeintlicher Gemeinsamkeiten beruht; 3) Diskriminierung auf der Grundlage einer Unterscheidung von Kollektiven, die auch durch diskriminierenden Zuschreibungen vorgängige gesellschaftsstrukturelle Differenzen (insbesondere Staatsangehörigkeit und Klassenlage) voneinander unterschieden sind.

Formen geschlechtsbezogener, rassistischer und ethnisierender Diskriminierung ist m. E. jedoch anzunehmen, dass auch heterogene und uneindeutige Mischformen bedeutsam sind, in denen sich z. B. Annahmen über vermeintliche Effekte sozialer und kultureller „Prägung" mit solchen über vermeintlich angeborene biologische Dispositionen verbinden.

Diskriminierungen können folglich als auf sozialen Klassifikationen[6] basieren-de Eigenschaftszuschreibungen charakterisiert werden, die zugleich die Zuweisung eines sozialen Sonderstatus – soziale Ausschließung und soziale Benachteiligung – begründen und rechtfertigen.[7] In Übereinstimmung mit der von Fraser (2003) ent-wickelten gerechtigkeitstheoretischen Fassung des Anerkennungsbegriffs ist die soziale Bedeutung diskriminierender Personenkategorien und Gruppenkonstruk-tionen folglich nicht allein darin zu sehen, dass diese zu Akten der Stigmatisierung und Beschämung führen, die Selbstachtung und Selbstwertgefühl beeinträchtigen sowie als mächtige soziale Festlegungen der Identität wirksam werden. Diskriminie-rende Klassifikationen sind vielmehr gesellschaftlich auch als „social and symbolic boundaries" (Lamont und Molnar 2002, S. 168) folgenreich, mit denen soziale Grenzziehungen und Teilnahmeregulierungen hergestellt, begründet und legiti-miert werden. Zudem enthalten sie Annahmen über die legitime Position innerhalb einer sozialen Ordnung, regulieren, begründen und legitimieren also die Zuweisung benachteiligter sozialer Positionen.

In Anschluss an Herbert Blumers Analyse von Race-Relations (Blumer 1954 und 1961) kann diesbezüglich davon ausgegangen werden, dass für diskriminierungs-relevante Personenkategorien und Gruppenkonstruktionen ein „sense of social position" (Blumer 1961, S. 221) bedeutsam ist, d. h. Annahmen über den legi-timen Ort der imaginierten Eigen- und der Fremdgruppe in Strukturen sozialer

---

[6] Vgl. als klassischen Ausgangspunkt einer soziologischen Analyse sozialer Klassifikatio-nen Durkheim und Mauss (1901/1987). Bereits dort werden Klassifikationen in ihrem Zusammenhang mit dem „Konstruieren von Gruppen" und ihrer Verbindung mit einer „hierarchischen Ordnung" thematisiert. Angenommen wird, dass Klassifikationssysteme ih-ren Ursprung in der Sozialstruktur haben, diese aber nicht nur abbilden: „Kennzeichnend für die Klassifikationssysteme ist [. . .], dass die Vorstellungen darin nach einem Modell geord-net sind, das aus der Gesellschaft stammt. Sobald diese Ordnung der kollektiven Mentalität aber einmal besteht, vermag sie auf ihre Ursache zurückzuwirken und zu deren Modifikation beizutragen." (ebd.: 199). Zum Begriff der sozialen Klassifikation vgl. auch Douglas 1991 und Neckel/Sutterlüty 2005.

[7] Auf die Notwendigkeit, soziale Ausschließung von der Zuweisung von Positionen in ökono-mischen und politischen Hierarchien zu unterscheiden und auf die Verschränkung sozialer Ausschließung mit diskriminierenden Gruppenkonstruktionen hat insbesondere Frank Par-kin (1983) – und dies lange vor der neueren Diskussion über Exklusion und sozialen Ausschluss – hingewiesen.

Ungleichheit und in Herrschaftsverhältnissen. Blumer akzentuiert, dass Vorstellungen über die soziale Positionen nicht nur empirisch, sondern auch normativ zu verstehen sind:

> Sociologically it is not a mere reflection of the objective relations between racial groups. Rather, it stands for ‚what ought to be' rather than for ‚what is'. It is a sense of where the two racial groups belong. (Blumer 1961, S. 221)

Die gesellschaftliche Bedeutung von Diskriminierung ist folglich nicht zuletzt darin zu sehen, dass eine Unterscheidung zwischen denjenigen vorgenommen wird, die als prinzipiell gleichberechtigte Personen gelten, zwischen den Privilegierungen und Benachteiligungen grundsätzlich rechtfertigungsbedürftig sind und denen, die nicht als Gleichrangige gelten bzw. die nicht als legitime Teilnehmer gelten: Für diskriminierte Personenkategorien und Gruppen gilt ökonomische, politische, rechtliche, kulturelle usw. Benachteiligung als Normalfall bzw. als anzustrebender Zustand sowie die Begrenzung oder der umfassende Ausschluss von sozialer Teilhabe als zulässig.

Diskriminierung ist somit als eine mit bestimmten Personenkategorien und Gruppenkonstruktionen operierende, sozial folgenreiche Unterscheidungspraxis auf der Grundlage von gesellschaftlich einflussreichen Normalitätsannahmen und Wertemustern analytisch zu unterscheiden von solchen Privilegierungen und Benachteiligungen, die aus der direkten und indirekten Vererbung von Vermögen, Einkommen, formellen und informellen Qualifikationen und der an Klassenlagen und Schichtungspositionen gebundenen Verfügung über soziales Kapital und Chancen der Machtausübung resultieren.

Für die weitere Argumentation ist es von entscheidender Bedeutung, die so vorgenommene Differenzierung zwischen Diskriminierung und sozioökonomischer Ungleichheits(re-)produktion als eigenständige Formen der Hervorbringung und Verfestigung sozialer Benachteiligungen *nicht* als eine Unterscheidung misszuverstehen, die sich auf realiter durchgängig voneinander unabhängige Prozesse bezieht oder in deren Folge diskriminierte Individuen oder Gruppen klar von sozioökonomisch Benachteiligten unterschieden werden können. Denn ersichtlich waren und sind sozioökonomische Benachteiligung und Diskriminierung vielfach miteinander verschränkt. So waren und sind sozioökonomisch Benachteiligte (Arme, Arbeitslose) wiederkehrend zugleich Adressat von Diskursen, in denen sie als eine von der Majorität vermeintlich klar abgegrenzte gesellschaftliche Problemgruppe konstruiert wurden, deren Angehörige besondere Merkmale – wie etwa geringe Arbeits- und Leistungsmotivation oder kriminelle Neigungen – aufweisen. Ungleichheitstheoretische Analysen geschlechtsbezogener Benachteiligungen akzentuieren entsprechend, dass diese nicht hinreichend als ein Effekt

von Geschlechterstereotypen und Geschlechterrollen interpretiert werden können, sondern eine Ursache in geschlechterdifferenzierenden Positionszuweisungen
im gesellschaftlichen Reproduktionsprozess, insbesondere in der ungleichen Po-
sitionierung in den Bereichen Erwerbsarbeit und Familienarbeit haben (vgl. dazu
Becker-Schmidt 1987; Connell 1999; Kreckel 1992, S. 212 ff.).

Diskriminierende Personenkategorien und Gruppenkonstruktionen haben jedoch weder empirisch noch logisch eine notwendige und direkte Entsprechung
zu sozioökonomischen Ungleichheiten. Denn Normalitätsmodelle und diesen kor-
respondierende Diskriminierungen gehen – so etwa im Fall der Diskriminierung
von Homosexuellen – keineswegs zwingend mit sozioökonomischen Benachteiligungen einher; zudem haben diskriminierende Praktiken Folgen, die über die
direkten und indirekten Auswirkungen sozioökonomischer Positionszuweisungen
hinausreichen.

Gleichwohl ist es, wie im folgenden Abschnitt zu zeigen sein wird, auf Grundlage eines Verständnisses von Diskriminierung, das auch indirekte, institutionell
und strukturell bedingte Formen von Diskriminierung[8] berücksichtigt (vgl. dazu Hormel und Scherr 2004, S. 29 ff.; Gomolla und Radtke 2002; Gomolla 2005;
Kreckel 2004, S. 237 f.; Scherr 2008) sowie den Diskriminierungsschutz als ein
„Strukturprinzip der Menschenrechte" begreift (Bielefeldt und Follmar-Otto 2005)
höchst problematisch, sozioökonomische Ungleichheiten nicht als einen eigenständigen diskriminierungsrelevanten Faktor anzuerkennen. *Vielmehr ist es erforderlich
– und dies gilt sowohl für wissenschaftliche Analysen als auch für politische Strategien – unterschiedliche Konstellationen in den Blick zu nehmen, in denen sich
sozioökonomische Ungleichheiten und Diskriminierungen in Hinblick auf ihre Ursachen, Ausprägungen und Auswirkungen jeweils mehr oder weniger eng miteinander
verschränken, oder aber weitgehend unabhängig voneinander sind.*

3.1 Exkurs: Kategoriale Ungleichheiten

In seiner in den deutschsprachigen Sozialwissenschaften wenig beachteten Studie
‚Durable Inequality' setzt sich Charles Tilly (1999; vgl. dazu Wright 2000) mit den
„Ursachen, Verwendungen, Strukturen und Effekten" von „kategorialen Ungleich-

---

[8] Strukturelle Formen von Diskriminierung sind dadurch gekennzeichnet, dass diskriminierungsrelevante Kategorien gerade nicht allein in Vorurteilen, Diskursen und Ideologien
verankert sind, sondern in einem engen Bezug zu gesellschaftsstrukturell (ökonomisch,
rechtlich und politisch) bedingten Positionszuweisungen stehen.

heiten" (Tilly 1999, S. 6) auseinander. Unter kategorialen Ungleichheiten werden dabei ungleiche Lebenschancen zwischen „Angehörigen sozial definierter Personenkategorien" verstanden und es werden solche Personenkategorien ins Zentrum der Betrachtung gerückt, denen binäre Unterscheidungen („distinctly bounded pairs"; ebd.) wie „männlich/weiblich, Aristokrat/Plebejer, Bürger/Fremder" zu Grunde liegen, darüber hinaus aber auch „komplexere Klassifikationen wie religiöse Zugehörigkeit, ethnische Herkunft oder Rasse" (ebd.). Tillys Verständnis kategorialer Ungleichheiten rückt damit solche Ungleichheiten in den Blick, wie sie im vorliegenden Text als Ergebnis der Verschränkung von diskriminierungsrelevanten Gruppenkonstruktionen mit sozioökonomischen Ungleichheiten thematisiert werden. Darauf bezogen wird – in scharfer Abgrenzung gegen handlungstheoretische Modelle – eine Theorie entwickelt, die zu erklären beansprucht, warum und wie kategoriale Ungleichheiten, also diskriminierende Gruppenkonstruktionen, mit (1) „Ausbeutung" (der asymmetrischen Aneignung von Ressourcen, für deren Hervorbringung Arbeit erforderlich ist; vgl. ebd.: S. 86 ff.) sowie (2) mit der Monopolisierung von Chancen („hoarding of opportunities"; ebd.: S. 91 ff.) zusammenhängt.[9] Damit liegt bei Tilly eine Theorie vor, die als eine systematische Verbindung von Ungleichheitstheorie und Diskriminierungstheorie gelesen werden kann. Deren Kernthese lautet, dass kategoriale Ungleichheiten von zentraler Bedeutung für die Hervorbringung und Verfestigung dauerhafter Ungleichheiten sind und dass dauerhafte Ungleichheiten deshalb nicht als Folge graduierbarer individueller Merkmale verstanden werden können.[10] Im Zentrum dieser Theorie steht die Annahme, dass Organisationen – wobei als Organisationen nicht nur Betriebe, sondern auch Verwandtschafts- und andere Netzwerke, Haushalte, religiöse Sekten, Gemeinwesen und Staaten gefasst werden (ebd.: S. 9 und 85) – kategoriale Ungleichheiten verwenden, um solche „Organisationsprobleme" (ebd.: S. 119) zu lösen, die sich stellen, wenn Ausbeutungsverhältnisse und Verhältnisse der Chancenmonopolisierung etabliert werden:

> Menschen die kategoriale Ungleichheit durch die vier basalen Mechanismen verursachen oder unterstützen, legen es selten darauf an, Ungleichheit als solche zu erzeugen. Stattdessen lösen sie andere Organisationsprobleme, indem ein kategorial ungleicher Zugang zu wertgeschätzten Gütern (‚outcomes') etabliert wird. Vor allem versuchen sie, Vorteile sicherzustellen, die aus der Verfügung über Ressourcen resultieren. (ebd.: S. 11)

---

[9] Beide Formen kennzeichnet Tilly als „kausale Mechanismen" (Tilly 1999: 9), durch die kategoriale Ungleichheiten bewirkt werden; er benennt zwei weitere, aber nachrangige kausale Mechanismen („emulation" sowie „adaption"; ebd.: S. 170 ff.).

[10] Also nicht als Folge eines mehr oder weniger an Einkommen, Bildung und Prestige.

Tillys Analyse fokussiert im Weiteren heterogene Ausprägungen des Zusammenhanges zwischen Ausbeutungsverhältnissen, Chancenmonopolisierung und kategorialen Ungleichheiten. Er verweist dabei u. a. darauf, dass organisatorisch etablierte kategoriale Ungleichheiten Ausbeutung erleichtern und Chancenmonopolisierung in Verbindung mit kategorialen Ungleichheiten effektiver und unaufwändiger zu bewerkstelligen ist (ebd.: S. 85 ff.). Als zentrale Effekte kategorialer Ungleichheit treten die ungleiche Aneignung von Erträgen sowie die ungleiche Anhäufung von Fähigkeiten und sozialen Bindungen in den Blick, und damit Effekte, die ihrerseits die Verfestigung kategorialer Ungleichheiten begünstigen.

Damit sind knapp Grundannahmen einer Theorie skizziert, welche darauf zielt, die soziale Genese und Funktion diskriminierender Gruppenkonstruktionen auf der Grundlage einer Verknüpfung von Argumenten der Marx'schen Klassentheorie mit der Weber'schen Theorie sozialer Schließung zu erklären (vgl. Wright 2000) und diesen eine zentrale Bedeutung für die Stabilisierung von Ungleichheitsverhältnissen zuspricht. Tillys Argumentation kann hier nicht näher diskutiert werden.[11] Hinzuweisen ist jedoch noch auf einen weiteren Aspekt: In Übereinstimmung mit den vorliegenden Überlegungen wird hervorgehoben (Tilly 1999, S. 239 ff.), dass unterschiedliche Diskriminierungskategorien in je spezifischer Weise mit sozialen Strukturen verschränkt sind und es wird eine solche Diskriminierungsforschung eingefordert, welche die „lokalen, historischen und organisatorischen Kontingenzen" (ebd.: S. 240) bezüglich der sozialen Bedeutung jeweiliger Kategorien berücksichtigt.

---

[11] Sie war im vorliegenden Zusammenhang aber deshalb zu erwähnen, weil sie einen nicht ignorierbaren, aber in der deutschsprachigen Soziologie bislang wenig beachteten Bezugspunkt für die weitere Auseinandersetzung mit den Erfordernissen und Möglichkeiten einer diskriminierungstheoretischen Erweiterung der Ungleichheitsforschung darstellt.

Welche sozialen Merkmale gelten als Anknüpfungspunkt für unzulässige Diskriminierung?

4

In ihrer Analyse der Bedeutung des Diskriminierungsschutzes weisen Bielefeldt und Follmar-Otto (2005, S. 5 ff.; vgl. Bielefeldt 2005) darauf hin, dass dieser sich nicht nur auf die Freiheits- und Abwehrrechte, sondern auf den Zugang zu „sämtlichen weiteren menschenrechtlichen Gewährleistungen" bezieht. Damit liegt eine Lesart des menschenrechtlichen Diskriminierungsverbotes nahe, das sich auch auf die Rechte auf „politische Mitwirkung" (AEDM Art. 21), auf „soziale Sicherheit" (AEDM Art. 22), „auf angemessene und befriedigende Arbeitsbedingungen" (AEDM Art. 23), „auf einen für die Gesundheit und das Wohlergehen [. . .] angemessenen Lebensstandard" (AEDM Art. 25) und auf Bildung (AEDM Art. 26), also auf solche Rechte bezieht, deren Ausübung faktisch nicht allein durch formelle Rechtsgleichheit gewährleistet ist, sondern – folgt man den Ergebnissen der sozialwissenschaftlichen Ungleichheitsforschung – von Merkmalen der sozialen Lage abhängig bzw. mit diesen verknüpft ist: Dass etwa der Zugang zu Erwerbsarbeit sowie zu befriedigenden Arbeitsbedingungen und zu einem angemessenen Lebensstandard, aber etwa auch die Chancen politischer Mitwirkungen in einem engen Zusammenhang mit der sozialen Lage, nicht zuletzt mit dem Bildungsstatus und den beruflichen Qualifikationen stehen, kann vor dem Hintergrund zahlreicher Studien der sozialwissenschaftlichen Ungleichheitsforschung als evident gelten. Geht man zudem davon aus, dass der Diskriminierungsschutz der Menschenrechte nicht allein auf formale Gleichberechtigung, sondern darüber hinausgehend auf „materielle defacto-Gleichberechtigung" (Bielefeldt und Follmar-Otto 2005, S. 7 f.) zielt, dann kann es in einer sozialwissenschaftlichen Perspektive als unstrittig gelten, dass sozioökonomische Ungleichheiten Auswirkungen auf die Entstehung von Benachteiligungen haben, welche die Gewährleistung von Menschenrechten betreffen.

Betrachtet man vor diesem Hintergrund Auflistungen diskriminierungsrelevanter Merkmale, wie sie in einschlägigen Erklärungen, Richtlinien und Gesetzestexten vorliegen, dann ist zunächst festzustellen, dass diese uneinheitlich gefasst sind und

A. Scherr, *Diskriminierung und soziale Ungleichheiten*, essentials,
DOI 10.1007/978-3-658-04716-0_4, © Springer Fachmedien Wiesbaden 2014

keiner transparenten Systematik folgen. Dies wird schon darin deutlich, dass die Allgemeine Erklärung der Menschenrechte – ein zweifellos auch für den gegenwärtigen Antidiskriminierungsdiskurs relevantes Dokument – in ihrem Artikel 2 eine Reihe von Merkmalen benennt, die in den aktuellen Dokumenten der Europäischen Union keine Erwähnung mehr finden. Dort werden als potenziell diskriminierungsrelevante Merkmale nicht ‚nur‘ „Rasse, Farbe und Geschlecht" sowie „politische oder sonstige Überzeugung, sondern auch „Sprache", „nationale oder soziale Herkunft"[1] sowie „Vermögen[2], Geburt oder sonstiger sozialer Status" benannt. Dagegen finden sexuelle Orientierung, Behinderung und Alter dort keine Berücksichtigung.

Hierin ist mit guten Gründen zum einen eine Folge davon zu sehen, dass das jeweils einflussreiche Verständnis von Diskriminierung ein „Ausdruck gesellschaftlicher Lernprozesse ist, die wesentlich durch soziale Bewegungen vorangetrieben wurden" und die zu einer „Ausweitung der Merkmale, die als Anknüpfungspunkt verbotener Diskriminierung fungieren", geführt haben (Bielefeldt und Follmar-Otto 2005, S. 6). Zum anderen kann aber nicht ausgeblendet werden, dass die weit gefassten Kriterien der AEDM keineswegs zufällig im Verlauf der weiteren Kodifizierung und Institutionalisierung des Diskriminierungsschutzes auch erheblich eingeschränkt wurden. Dies betrifft nicht zuletzt Diskriminierungen aufgrund der nationalen und sozialen Herkunft.

Denn diesbezüglich ist erstens festzustellen, dass in der einschlägigen EU-Richtlinie „zur Anwendung des Gleichbehandlungsgrundsatzes ohne Unterschied der Rasse oder der ethnischen Herkunft" vom 29.6.2000 (Richtlinie 2000/43/EG des Rates, Art. 13) eine „Ungleichbehandlung aufgrund der Staatsangehörigkeit" ausdrücklich vom Diskriminierungsverbot ausgenommen ist und in der Folge „Vorschriften über die Einreise und den Aufenthalt von Drittstaatenangehörigen und ihren Zugang zu Beschäftigung und Beruf ", die diese gegenüber EU-Angehörigen benachteiligen, weiterhin zulässig sind. Zweitens gilt die soziale Herkunft zwar durchaus als möglicher Ansatzpunkt für Diskriminierung: Ein diesbezügliches Diskriminierungsverbot wird aber in rechtlichen Kodifizierungen eingeschränkt bzw. ausgeklammert. Rudolf (2008, S. 11) fasst die einschlägige Rechtslage wie folgt zusammen:

> Zwar verbietet das Grundgesetz durch Art. 3 Abs. 3 die an ‚Abstammung‘ oder ‚Herkunft‘ anknüpfende Diskriminierung, aber keiner der beiden Gründe wird bis-

---

[1] Die soziale Herkunft wird auch in einer Reihe weiterer menschenrechtlicher Vereinbarungen als Diskriminierungsmerkmal benannt, im Internationalen Pakt über wirtschaftliche, soziale und kulturelle Rechte (Abs. 2) und in der Europäischen Menschenrechtskonvention (Art. 14).

[2] der englischsprachigen Fassung ist an dieser Stelle von ‚property‘ die Rede.

lang dahingehend ausgelegt, dass er die soziale Schicht erfasst. [...] Hingegen findet sich im *Völkerrecht* ein Verbot der *Diskriminierung* aufgrund der ‚sozialen Herkunft‘, das Benachteiligungen aufgrund der Klassenzugehörigkeit und damit einer Anknüpfung an die soziale Situation einer Person verbietet. Dass weder das europäische noch das deutsche Antidiskriminierungsrecht diese Ungleichheitsdimension aufnehmen, zeigt einen blinden Fleck in ihrem Diversity-Konzept [...].

Damit werden aus Sicht der Ungleichheitsforschung für die Möglichkeit der Inanspruchnahme von Menschenrechten zentral bedeutsame Aspekte aus dem Diskriminierungsverbot ausgeklammert. Folglich muss die Auflistung diskriminierungsrelevanter Merkmale, wie sie in den Richtlinien der EU und im AGG vorliegen, als unvollständig gelten – zumal auch weitere Benachteiligungen dort keine Erwähnung finden. So sind auch Benachteiligungen in Folge vorgängiger Kriminalisierung oder Psychiatrisierung, die beim Zugang zu Erwerbsarbeit dann wahrscheinlich sind, wenn ein vorgängiger Gefängnisaufenthalt oder Psychiatrieaufenthalt in der Biografie nicht verdeckt werden kann, dort nicht berücksichtigt.

Dies ist zumindest in Hinblick auf zwei zu unterscheidende Gesichtspunkte problematisch: Sozioökonomische Lage und Staatsangehörigkeit sind zum einen als eigenständige Ursachen von menschenrechtlich bedeutsamen Benachteiligungen relevant. Zum anderen sind rassistische, ethnische sowie auf Geschlecht, sexuelle Orientierung, Behinderung und Alter bezogene Benachteiligungen in komplexer Weise mit sozioökonomischer Ungleichheit verschränkt.[3] Zudem verfügen sozioökonomisch Privilegierte vielfach über bessere Möglichkeiten, Diskriminierungen abzuwehren bzw. ihre Folgen zu bewältigen als sozioökonomisch Benachteiligte.

Die damit angesprochenen Zusammenhänge können hier nicht umfassend analysiert werden. Denn dies erforderte eine Analyse, die differenziert aufzeigt, wie heterogene Formen von Diskriminierungen in jeweiligen gesellschaftsgeschichtlichen Kontexten in unterschiedlicher Weise mit sozioökonomischen Ungleichheiten, politischen Machtverhältnissen sowie rechtlichen Festlegungen usw. verschränkt sind. Und diesbezüglich kann nicht davon ausgegangen werden, dass solche Verschränkungen einem einheitlichen Muster folgen; vielmehr sind unterschiedliche Formen diskriminierender Gruppenkonstruktionen und Personenkategorien etwa dahingehend zu unterscheiden, ob sie mit formeller, rechtlicher und politischer Gleich-

---

[3] Zumindest für geschlechtsbezogene, rassistische und ethnisierende Diskriminierungen gilt, dass die Entstehung, Verfestigung und die Funktion von Stereotypen, Vorurteilen und Ideologien, die Benachteiligungen begründen und rechtfertigen, in einem historisch und systematisch engen Zusammenhang mit der Zuweisung sozioökonomischer Positionen sowie politischen und rechtlichen Unterordnungsverhältnissen stehen (vgl. dazu u. a. Balibar und Wallerstein 1990; Bommes und Scherr 1991; Elias und Scotson 1993; Kreckel 1992, S. 212 ff.; Priester 2003).

stellung einhergehen oder aber unter weitgehendem Ausschluss von rechtlicher Konfliktregulierung und politischer Interessenvertretung zustande kommen.

Deshalb beschränken sich die weiteren Überlegungen darauf, die Notwendigkeit einer ungleichheitstheoretischen Fundierung von Diskriminierungsforschung und Antidiskriminierungsstrategien exemplarisch in Bezug auf Staatsangehörigkeit zu verdeutlichen. Dabei soll auch aufgezeigt werden, dass es sich im Fall von Staatsangehörigkeit – und dies gilt in ähnlicher Weise auch für die sozioökonomischen Ungleichheiten zwischen Klassen und Schichten innerhalb nationalstaatlich verfasster Gesellschaften – keineswegs um eine zufällige bzw. problemlos überwindbare, sondern gesellschaftsstrukturell bedingte und insofern konfliktträchtige Blindstelle des gegenwärtigen Antidiskriminierungsdiskurses handelt.

Staatsbürgerschaft als Schnittstelle von sozioökonomischer Ungleichheit und menschenrechtlich folgenreicher Diskriminierung

5

Die Frage, welche sozialen Merkmale eines Individuums für seine sozioökonomischen Lebensbedingungen ebenso wie für seine Chancen der Inanspruchnahme von Menschenrechten von entscheidender Bedeutung sind, kann mit guten Gründen damit beantwortet werden, dass Staatsbürgerschaft einen, in beiderlei Hinsicht zentralen Faktor darstellt.[1] Denn zum einen sind Menschenrechte nach wie vor überwiegend primär durch die nationalstaatliche Gesetzgebung gewährleistet, also gewöhnlich nur in dem Maß einklagbar, wie dies die nationalstaatliche Gesetzeslage und Rechtsprechung zulässt. Zum anderen ist Staatsangehörigkeit im Kontext einer durch ungleiche wirtschaftliche Entwicklung zwischen den Regionen der Weltgesellschaft und Nationalstaaten sowie eine weitgehend nationalstaatlich konturierte Sozialstaatlichkeit (vgl. Bommes 1999) in hohem Maß ersichtlich folgenreich für die Wahrscheinlichkeit, gravierenden sozioökonomischen Benachteiligungen zu unterliegen. In seiner Auseinandersetzung mit der Frage nach den strukturellen Ursachen sozialer Ungleichheiten argumentiert Reinhard Kreckel (2006, S. 3) deshalb, dass „die materiellen Lebenschancen der Menschen zum weitaus größten Teil, nämlich zu zwei Drittel bis drei Viertel, durch den geografischen Ort auf der Weltlandkarte bestimmt sind". Folglich seien „Pass und Visum heute zu den wichtigsten Institutionen sozialer Ungleichheit" (ebd.: S. 4) zu rechnen. In einer Betrachtung der Erfordernisse einer transnationalen Sozialpolitik argumentiert Abram de Swaan (1991, S. 46) damit übereinstimmend:

> The ‚limits of welfare state' are first of all limits of their territory: the established are inside, the outsiders remain excluded. If one would really wish to help the very neediest in the poor countries, one should not send them money, but a French, Dutch,

---

[1] Dies betrifft zum einen die Fragen, ob eine Person Staatsangehöriger oder staatenlos ist sowie welchem Staat sie angehört. Zum anderen wird in der EU und der Bundesrepublik eine Hierarchisierung von Staatsangehörigkeiten vorgenommen, die sowohl für die Einreise- und Aufenthaltsmöglichkeiten, als auch für den Zugang zum Arbeitsmarkt folgenreich ist.

A. Scherr, *Diskriminierung und soziale Ungleichheiten*, essentials,
DOI 10.1007/978-3-658-04716-0_5, © Springer Fachmedien Wiesbaden 2014

or British passport. And this explains the sudden surge of interest in forgery proof passports: West European passports are hunger proof.

Zwar blenden derart pointierte Formulierungen gravierende Ungleichheiten innerhalb nationalstaatlicher Gesellschaften aus und tendieren auch zur Vernachlässigung bzw. impliziten Relativierung sozioökonomischer Benachteiligungen innerhalb der westeuropäischen Gesellschaften. Gleichwohl markieren sie einen Sachverhalt, der auch zu den Ursachen der Migrationsbewegungen zwischen Süd- und Nordamerika sowie zwischen Afrika und Europa zu rechnen ist: Wer mit dem falschen Pass geboren wird und nicht zu den privilegierten Klassen und/oder politischen Eliten gehört, unterliegt vielfach politischen, rechtlichen und ökonomischen Bedingungen, die gravierende Einschränkungen der formellen und materiellen Gewährleistung von Menschenrechten umfassen und insofern als Diskriminierung zu qualifizieren sind. Auf die durch zunehmende Globalisierung von Produktion, Kommunikation und Konsumption bei fortbestehender Ungleichheit bedingten Migrationsbewegungen reagieren die Staaten der Europäischen Union jedoch – und dies in eklatantem Widerspruch zu ihrem Selbstverständnis als den Menschenrechten verpflichtete Wertegemeinschaft – jedoch gerade nicht mit einer Ausweitung des Asylrechts bzw. einer umfassenden Erweiterung der Aufnahmekriterien für Flüchtlinge[2], sondern mit asylrechtlichen Einschränkungen sowie den folgenreichen Anstrengungen, die asylrechtlich legale und die undokumentierte Einwanderung unerwünschter Flüchtlinge zu erschweren. Dass dies zu einer Zunahme undokumentierter Migration sowie zu riskanteren Fluchtwegen mit tödlichen Folgen geführt hat, ist ebenso hinreichend aufgezeigt worden (vgl. etwa Komitee für Grundrechte und Demokratie 2009; www.proasyl.de) wie die menschenrechtliche Problematik der diesbezüglichen Rechtsprechung (vgl. Weinzierl und Lisson 2007).

In einer analytischen Perspektive wird darin deutlich, dass Staatsbürgerschaft unter Bedingungen internationaler Ungleichheit nicht zuletzt deshalb ein hoch folgenreiches diskriminierungsrelevantes Merkmal darstellt, weil Staatsangehörigkeit empirisch miteinander verschränkte sozioökonomische, politische und rechtliche Implikationen hat, die für die Möglichkeiten der Inanspruchnahme von Menschenrechten bedeutsam sind. Eine Ausklammerung von Staatsangehörigkeit und sozioökonomischem Status aus der Liste der Merkmale, die als Anknüpfungspunkte für Diskriminierung gelten, ist folglich auf Grundlage eines Verständnisses der

---

[2] Allerdings hat die Europäische Union 2004 mit der sogenannten Qualifikationsrichtlinie die bis dahin geltenden Mindeststandards für den Flüchtlingsschutz verbessert (vgl. dazu Markard 2009).

Menschenrechte als grundlegende und universelle Rechte weder analytisch noch normativ begründbar.

Gleichwohl ist eine Überwindung dieser Ausklammerung in dem Maße unwahrscheinlich, wie darauf ausgerichtete Strategien, die eine Infragestellung etablierter Ungleichheitsverhältnisse zwischen den und innerhalb der Nationalstaaten erforderlich machen und folglich in einem Spannungsverhältnis mit Interessenlagen stehen, die davon ausgehen, dass eine entsprechende Ausweitung des Diskriminierungsschutzes mit einem nicht akzeptablen Abbau eigener Privilegien einhergehen würde. Dass entsprechend sozioökonomische und politisch gefasste Interessen wiederkehrend stärker gewichtet werden als die Selbstverpflichtung auf menschenrechtliche Normen, zeigt sich nicht allein in der Entwicklung der Flüchtlings- und Asylpolitik, sondern auch bei den Versuchen, eine Ausweitung des Diskriminierungsschutzes für EU-Angehörige durchzusetzen. Ganz explizit begründete der damals amtierende Bundeswirtschaftsminister seine Ablehnung der geplanten fünften Antidiskriminierungsrichtlinie der EU u. a. mit dem Argument, dass deren Umsetzung „den ohnehin hohen Kostendruck auf die Wirtschaft noch einmal unkalkulierbar erhöhen" würde (Pressemitteilung des BMI vom 03.07.2008; www.bmwi.de).

Im Unterschied zu Staatsangehörigkeit und sozioökonomischem Status kann bzw. muss eine solche strukturelle Verankerung für diejenigen Merkmale, die in den EU-Richtlinien und im Allgemeinen Gleichbehandlungsgesetz als Gründe unzulässiger Diskriminierung gelten, nicht angenommen werden – jedenfalls nicht für alle diskriminierungsrelevanten Merkmale und auch nicht als konsensuelle Grundannahme des politischen, rechtlichen und wissenschaftlichen Antidiskriminierungsdiskurses. Insofern liegt es nahe, eine Erfolgsbedingung des bisherigen politischen und rechtlichen Antidiskriminierungsdiskurses gerade darin zu sehen, dass von der Annahme ausgegangen wird, dass die Überwindung von Diskriminierungen keine Infragestellung etablierter struktureller Festlegungen erfordert und keine gravierende Beeinträchtigung der funktionalen Erfordernisse der gesellschaftlichen Funktionssysteme und ihrer Organisationen impliziert.[3]

---

[3] Menschenrechtlich begründete Forderungen, die an die Antidiskriminierungspolitik gerichtet werden, haben regelmäßig dann zu Kontroversen geführt, wenn – so im Fall des Entwurfs für ein Antidiskriminierungsgesetz (BT-Drucksache 15/4538) und im Fall des Allgemeinen Gleichstellungsgesetzes – diesbezügliche Einschränkungen erwartet wurden (vgl. dazu die Hinweise bei Bielefeldt und Follmar-Otto 2005, S. 4 ff.).

Folgerungen 6

Vor dem Hintergrund der hier entwickelten Überlegungen ist – in Übereinstimmung mit Analysen, wie sie insbesondere im Kontext der Geschlechter- und Rassismusforschung sowie im Kontext der neueren Debatte über Intersektionalität (vgl. Klinger et al. 2007; Winker und Degele 2009; www.portal-intersektionalitaet.de) vorgelegt wurden – davon auszugehen, dass Diskriminierungen auf der Grundlage von Gruppenkonstruktionen bzw. Personenkategorisierungen und damit einhergehenden Eigenschaftszuschreibungen mit sozioökonomischen, politischen und rechtlichen Benachteiligungen im Sinne eines wechselseitigen Bedingungszusammenhanges verschränkt waren und sind.

Eine direkte Entsprechung von diskriminierenden Gruppenkonstruktionen mit sozioökonomischer, politischer und rechtlicher Hierarchiebildung, wie sie die Rassismusforschung für den kolonialen Rassismus aufgezeigt hat, kann dabei jedoch nicht als verallgemeinerbarer Prototypus angenommen werden. Denn diskriminierende Unterscheidungen sind nicht allein als Begründungen und Legitimationen von Positionszuweisungen in vorgängig bzw. unabhängig von ihnen existierenden sozialen Hierarchien bedeutsam; sie artikulieren zudem gesellschaftlich einflussreiche Ordnungs- und Normalitätsvorstellungen, denen als Regulierungen legitimer sozialer Teilhabe und als Grundlage sozialer Positionszuweisungen eine eigenständige Bedeutung zukommt. Darüber hinaus gehen diskriminierende Personenkategorien und Gruppenkonstruktionen mit Identitätszuschreibungen einher, die auch unabhängig von ihrer potenziellen Verknüpfung mit sozialen Benachteiligungen als Beschädigungen der Selbstachtung sowie der Möglichkeiten erlebt werden können, die eigene Identität eigensinnig zu bestimmen. Diskriminierungsforschung kann folglich nicht zureichend als Erweiterung und Ergänzung einer auf Klassen, Schichten und Milieus fokussierten Ungleichheitsforschung verstanden und weiterentwickelt werden.

A. Scherr, *Diskriminierung und soziale Ungleichheiten*, essentials,
DOI 10.1007/978-3-658-04716-0_6, © Springer Fachmedien Wiesbaden 2014

Für eine, auf die Analyse und Kritik von Diskriminierungen – einschließlich politischer und rechtlicher Antidiskriminierungsstrategien – ausgerichtete Forschung ist es zudem erforderlich, nicht von starren Vorannahmen darüber auszugehen, wie sich Verschränkungen von Diskriminierungen mit sozioökonomischen, politischen und rechtlichen Ungleichheiten jeweils herstellen sowie welche sozialen Gruppen tatsächlich oder potenziell von Diskriminierung betroffen sind.

Dass es sich um komplexe und historisch veränderliche Verschränkungen handelt, wird nicht zuletzt am Fall geschlechtsbezogener Ungleichheiten und Diskriminierungen deutlich: Die inzwischen weitreichende Infragestellung tradierter Geschlechterideologien sowie die rechtliche Gleichstellung von Frauen und Männern hat bislang nicht zu einer umfassenden Überwindung von Formen der gesellschaftlichen Arbeitsteilung zwischen „männlicher" Erwerbsarbeit und „weiblicher" Fürsorge- und Familienarbeit sowie der Aufspaltung in Frauen- und Männerberufe geführt. Durchaus überwunden ist dagegen die Bildungsbenachteiligung von Mädchen/Frauen im Bereich der schulischen Bildung. Das Verhältnis zwischen diskriminierenden Defizitzuschreibungen und sozioökonomischen Benachteiligungen hat sich also verändert, ohne dass letztere sowie naturalisierende Differenzkonstruktionen überwunden sind.

Im Unterschied auch zu gängigen Vorschlägen, neben Klasse auch Geschlecht, „Race" und „Ethnizität" als gleichrangige diskriminierungs- und ungleichheitsrelevante Strukturkategorien gesellschaftstheoretisch zu reklamieren (vgl. etwa Balibar und Wallerstein 1990; Klinger et al. 2007; Weiß 2001) ist es erforderlich, diese Kategorien in Hinblick auf die Form ihrer gesellschaftsstrukturellen Verankerung zu unterscheiden. Sozioökonomische Ungleichheiten und die staatliche Diskriminierung zwischen Staatsbürgern und Nicht-Staatsbürgern sind Bestandteil der Strukturen der kapitalistischen Marktökonomie bzw. nationaler Wohlfahrtsstaaten. Im Unterschied dazu stellt die Fortschreibung einer Bindung von Staatsangehörigkeit an Kriterien der Abstammung ebenso wenig ein funktionales Erfordernis moderner Gesellschaften dar wie die Fortschreibung der tradierten Geschlechterverhältnisse.

Vor dem Hintergrund eines Verständnisses moderner Gesellschaften als funktional differenzierte bzw. „polykontexturale" (Fuchs 1992, S. 35 ff.) kann auch nicht postuliert werden, dass das gesellschaftlich verfügbare Repertoire diskriminierender Gruppenkonstruktionen und Personenkategorien in unterschiedlichen sozialen Kontexten, etwa in Betrieben, Schulen und Hochschulen, direkt und in einheitlicher Weise aufgegriffen und verwendet wird. Damit stellt sich die Aufgabe, empirisch zu rekonstruieren, in welchen sozialen Kontexten welche diskriminierenden Unterscheidungen wie verwendet und relevant gesetzt werden sowie welche privilegierenden oder benachteiligenden Effekte dies jeweils nach sich zieht. Erforderlich ist es also differenziert zu untersuchen, wie soziale Grenzziehungen, Benachteiligungen und Identitätszuschreibungen durch eine potenziell komplexe Verschränkung von sozioökonomischen Ungleichheiten mit formellen und informellen Teilnahmeregulierungen und Positionszuweisungen hervorgebracht und reproduziert werden sowie welche Bedeutung dabei diskriminierenden Unterscheidungen zukommt.

Literatur

AEDM: Allgemeine Erklärung der Menschenrechte vom 10. Dezember 1948. http://www. ohchr.org/EN/UDHR/Documents/UDHR_Translations/ger.pdf. Zugriffsdatum: 6.1.2014

Anderson, B. (1996). *Die Erfindung der Nation*. Frankfurt a. M.

Aronson, E., Wilson, T. D., & Akert, R. M. (2004). *Sozialpsychologie*. München.

Alt, J. (2003). *Leben in der Schattenwelt. Problemkomplex „illegale" Migration*. Karlsruhe.

Bader, V.-M. (1995). *Rassismus, Ethnizität, Bürgerschaft*. Münster.

Balibar, E., & Wallerstein, I. (1990). *Rasse, Klasse, Nation*. Hamburg.

Becker-Schmidt, R. (1987). Die ‚doppelte Vergesellschaftung' – die doppelte Unterdrückung. In L. Unterkirchner & I. Wagner (Hrsg.), *Die andere Hälfte der Gesellschaft* (S. 10–25). Wien.

Bertram, H. (1991). Soziale Ungleichheit, soziale Räume und sozialer Wandel. In W. Zapf (Hrsg.), *Die Modernisierung moderner Gesellschaften* (S. 636–658). Frankfurt a. M.

Bielefeldt, H. (2005). *Diskriminierungsschutz als menschenrechtliche Verpflichtung*. Berlin. www.institut-fuer-menschenrechte.de. Zugegriffen: 26. Okt. 2009.

Bielefeldt, H., & Follmar-Otto, P. (2005). *Diskriminierungsschutz in der politischen Diskussion*. Berlin.

Blumer, H. (1954). Reflections on Theory of Race Relations. In University of Hawai Press (Hrsg.), *Conference on race relations in world perspective* (S. 3–19). Westport: Greenwood Press.

Blumer, H. (1961). Race prejudice as a sense of group position. In J. Masuoka & V. Preston (Hrsg.), *Race relations. Problems and theory* (S. 217–227). New York: Libraries Press.

Bommes, M. (1999). *Migration und nationaler Wohlfahrtsstaat*. Opladen.

Bommes, M., & Scherr, A. (1991). Der Gebrauchswert von Selbst- und Fremdethnisierung in Strukturen sozialer Ungleichheit. *Prokla, 83*, 291–316.

Bourdieu, P. (1983). Ökonomisches Kapitel, kulturelles Kapital, soziales Kapital. In R. Kreckel (Hrsg.), *Soziale Ungleichheiten. Soziale Welt. Sonderband 2* (S. 183–198). Göttingen.

Bourdieu, P. (1984). *Die feinen Unterschiede*. Frankfurt a. M.

Bourdieu, P. (1985). *Sozialer Raum und ‚Klassen'. Leçon sur la leçon*. Frankfurt a. M.

Brubaker, R. (2007). *Ethnizität ohne Gruppen*. Hamburg.

Buck-Morss, S. (2005). *Hegel und Haiti*. In Haus der Kulturen der Welt (Hrsg.), *Der Black Atlantic* (S. 69–98). Berlin.

Connell, R. W. (1999). *Der gemachte Mann*. Opladen.

A. Scherr, *Diskriminierung und soziale Ungleichheiten*, essentials,
DOI 10.1007/978-3-658-04716-0, © Springer Fachmedien Wiesbaden 2014

Degele, N. (2004). Differenzierung und Ungleichheit. Eine geschlechtertheoretische Perspektive. In Th. Schwinn (Hrsg.), *Differenzierung und soziale Ungleichheit* (S. 371–388). Frankfurt a. M.

Diefenbach, H. (2004). Bildungschancen und Bildungs(miss)erfolg von ausländischen Schülern oder Schülern aus Migrantenfamilien im System schulischer Bildung. In R. Becker & W. Lauterbach (Hrsg.), *Bildung als Privileg? Erklärungen und Befunde zu den Ursachen der Bildungsungleichheit* (S. 225–249). Wiesbaden.

Douglas, M. (1991). *Wie Institutionen denken.* Frankfurt a. M.

Durkheim, E., & Mauss, M. (1901/1987). Über einige primitive Formen von Klassifikationen. In E. Durkheim (Hrsg.), *Schriften zur Soziologie der Erkenntnis* (S. 169–256). Frankfurt a. M.

Elias, N., & Scotson, J. L. (1993). *Etablierte und Außenseiter.* Frankfurt a. M.

Fraser, N. (2003). Soziale Gerechtigkeit im Zeitalter der Identitätspolitik. In N. Fraser & A. Honneth (Hrsg.), *Umverteilung oder Anerkennung?* (S. 13–129). Frankfurt a. M.

Fraser, N. (2004). Feministische Politik im Zeitalter der Anerkennung: Ein zweidimensionaler Ansatz für Geschlechtergerechtigkeit. In J. Beerhorst, A. Demirovic, & M. Guggemos (Hrsg.), *Kritische Theorie im gesellschaftlichen Strukturwandel* (S. 453–473). Frankfurt a. M.

Fuchs, P. (1992). *Die Erreichbarkeit der Gesellschaft.* Frankfurt a. M.

Giegel, H.-J. (2004). Gleichheit und Ungleichheit in funktional differenzierten Gesellschaften. In Th. Schwinn (Hrsg.), *Differenzierung und soziale Ungleichheit* (S. 105–130). Frankfurt a. M.

Goffman, E. (1967). *Stigma.* Frankfurt a. M.

Gomolla, M., & Radtke, F.-O. (2002). *Institutionelle Diskriminierung.* Opladen.

Gomolla, M. (2005). *Schulentwicklung in der Einwanderungsgesellschaft.* Münster.

Hormel, U., & Scherr, A. (2003). Was heißt „Ethnien" und „ethnische Konflikte" in der modernen Gesellschaft? In A. Groenemeyer & J. Mansel (Hrsg.), *Die Ethnisierung von Alltagskonflikten* (S. 47–68). Opladen.

Hormel, U., & Scherr, A. (2004). *Bildung für die Einwanderungsgesellschaft. Perspektiven der Auseinandersetzung mit struktureller, institutioneller und interaktioneller Diskriminierung.* Wiesbaden.

Hormel, U. (2007). *Diskriminierung in der Einwanderungsgesellschaft.* Wiesbaden.

Hradil, S. (1983). Die Ungleichheit der sozialen Lage. In R. Kreckel (Hrsg.), *Soziale Ungleichheiten. Soziale Welt. Sonderband 8* (S. 101–120). Göttingen.

Hughes, E. C. (1971). Dilemmas and contradictions of status. In Ders. (Hrsg.), *The sociological eye* (S. 141–150). Chicago.

Huinink, J., & Schröder, T. (2008). *Sozialstruktur Deutschlands.* Konstanz.

Imdorf, C. (2006). The selection of trainees in small and medium-sized enterprises. Integration in Switzerland. http://www.coreched.ch/publikationen/ISA_Durban06_Imdorf.pdf. Zugriffsdatum: 6.1.2014

Klinger, C., Knapp, G.-A., & Sauer, B. (Hrsg.). (2007). *Achsen der Ungleichheit.* Frankfurt a. M.

Komitee für Grundrechte und Demokratie. (Hrsg.). (2009). *Jenseits der Menschenrechte. Jahrbuch 2009.* Münster.

Kreckel, R. (1991). Geschlechtersensibilisierte Soziologie. Können askriptive Merkmale eine vernünftige Gesellschaftstheorie begründen? In W. Zapf (Hrsg.), *Die Modernisierung moderner Gesellschaften* (S. 370–382). Frankfurt a. M.

Kreckel, R. (1992). *Politische Soziologie der sozialen Ungleichheit.* Frankfurt a. M.

Kreckel, R. (2004). *Politische Soziologie der sozialen Ungleichheit.* Frankfurt a. M.

Kreckel, R. (2006). *Soziologie der sozialen Ungleichheit im globalen Kontext.* Halle.

Kristen, C. (2006). *Ethnische Diskriminierung im Schulsystem.* (WZB Discussion Paper Nr. SP IV 2006-601) Berlin.

Lamont, M. (2000). *The dignity of working men.* Harvard University Press.

Lamont, M., & Molnar, V. (2002). The study if boundaries in the social sciences. *Annual Review of Soziology, 28,* 167–195

Leiprecht, R., & Lutz, H. (2009). Rassismus – Sexismus – Intersektionalität. In C. Melter & P. Mecheril (Hrsg.), *Rassismuskritik* (Bd. 1, S. 179–198). Bad Schwalbach.

Luhmann, N. (1993). *Das Recht der Gesellschaft.* Frankfurt a. M.

Luhmann, N. (1995). Zum Begriff der sozialen Klasse. In Ders. (Hrsg.), *Differenzierungsfolgen* (S. 119–162). Wiesbaden.

Luhmann, N. (1997). *Die Gesellschaft der Gesellschaft.* Frankfurt a. M.

Markard, N. (2009). Verbesserter Schutz für Kriegsflüchtlinge. In T. Müller-Heidelberg et al. (Hrsg.), *Grundrechte-Report 2009* (S. 147–151). Frankfurt a. M.

Neckel, S., & Sutterlüty, F. (2005). Negative Klassifikationen. In W. Heitmeyer & P. Imbusch (Hrsg.), *Integrationspotenziale einer modernen Gesellschaft* (S. 409–428). Wiesbaden.

Offe, C. (1996). Moderne ‚Barbarei': Der Naturzustand im Kleinformat? In M. Miller & H. G. Soeffner (Hrsg.), *Modernität und Barbarei* (S. 258–289). Frankfurt a. M.

Priester, K. (2003). *Rassismus. Eine Sozialgeschichte.* Leipzig.

Parkin, F. (1983). Strategien sozialer Schließung und Klassenbildung. In R. Kreckel (Hrsg.), *Soziale Ungleichheiten. Soziale Welt. Sonderband 2* (S. 121–136). Göttingen.

Ransford, E. M. (2000). Two hierarchies. In M. Adams et al. (Hrsg.), *Readings for diversity and social justice* (S. 412–417). Routledge.

Ritsert, J. (2008). *Schlüsselprobleme der Gesellschaftstheorie.* Wiesbaden.

Rudolf, B. (2008). Diversity Studies und Rechtswissenschaften. In GPJE (Hrsg.), *Diversity Studies und politische Bildung* (S. 9–20). Bad Schwalbach.

Sacks, H. (1992). The MIR membership categorization device. In: Ders. (Hrsg.), *Lectures on conversation* (S. 40–48). Blackwell Publishing.

Scherr, A. (1999). Die Konstruktion von Fremdheit in sozialen Prozessen. In D. Kiesel, A. Messerschmidt, & A. Scherr (Hrsg.), *Die Erfindung der Fremdheit. Zur Kontroverse um Gleichheit und Differenz im Sozialstaat* (S. 48–99). Frankfurt a. M.

Scherr, A. (2000). Ethnisierung als Ressource und Praxis. *Prokla. Zeitschrift für kritische Sozialwissenschaft, 120,* 399–414.

Scherr, A. (2008). Diskriminierung – eine eigenständige Kategorie für die soziologische Analyse der Reproduktion sozialer Ungleichheiten in der Einwanderungsgesellschaft. In K.-S. Rehberg (Hrsg.), *Die Natur der Gesellschaft. Verhandlungen des 33. Kongresses der Deutschen Gesellschaft für Soziologie.* Frankfurt a. M. (CD-ROM)

Schofield, J. W. (2006). *Migrationshintergrund, Minderheitenzugehörigkeit und Bildungserfolg.* (WZB, AKI Forschungsbilanz 5) Berlin.

Sennett, R., & Cobb, J. (1966). *The hidden injuries of class.* New York: Free Press.

Solga, H. (2009). Meritokratie – die moderne Legitimation ungleicher Bildungschancen. In H. Solga, J. Powell, & P. Berger (Hrsg.), *Soziale Ungleichheit. Klassische Texte der Sozialstrukturanalyse* (S. 63–72). Frankfurt a. M.

Simmel, G. (1908/1968). *Soziologie*. Berlin.

de Swaan, A. (1991). Perspectives for transnational social policy. In F.-X. Kaufmann & P. Wolters (Hrsg.), *Papers in the first European school of historical and comparative sociological research on social policy* (S. 33–50). Bielefeld.

Tilly, C. (1999). *Durable inequality*. University of California Press.

Vester, M. et al. (2001). *Soziale Milieus im gesellschaftlichen Strukturwandel*. Frankfurt a. M.

Weber, M. (1922/1972). *Wirtschaft und Gesellschaft*. Tübingen.

Weinzierl, R., & Lisson, U. (2007). *Grenzschutz und Menschenrechte. Eine europarechtliche und seerechtliche Studie*. Berlin.

Weiß, A. (2001). *Rassismus wider Willen. Ein anderer Blick auf eine Struktur sozialer Ungleichheit*. Wiesbaden.

Weiß, A. et al. (2001). Horizontale Disparitäten oder kulturelle Klassifikationen? In: Dies. (Hrsg.), *Klasse und Klassifikationen. Die symbolische Dimension sozialer Ungleichheit* (S. 7–26). Wiesbaden.

Winker, G., & Degele, N. (2009). *Intersektionalität*. Bielefeld.

Wright, E. O. (2000). Metatheoretical foundations of Charles Tilly's durable inequality. *Comparative Studies in Society and History, 42*, 458–474.